AF500741

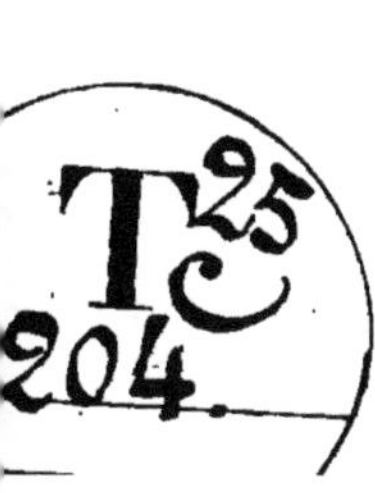

MOYEN INFAILLIBLE

DE

CLARIFIER ET PURIFIER L'EAU.

AVIS

Il ne sera pas hors de propos de prévenir le public que mon dessein a été seulement de lui faire sentir combien il lui est précieux et salutaire de boire de bonne eau, et de lui faire connaître par une instruction qui fût à la portée du plus grand nombre, la propriété dont jouit une substance infiniment commune, et par conséquent peu dispendieuse, de clarifier et de désinfecter l'eau corrompue et mal-saine.

J'ai pensé de même qu'il convenait de lui indiquer la manière dont il pouvait en faire usage; sans pour cela prétendre à aucune invention. Je n'ai rien imaginé; j'ai puisé le tout dans l'instruction publique. J'en ai peut-être fait une application particulière relativement aux deux derniers procédés dont je parle; mais le principe étant connu, de combien de manière ne peut-on pas varier ces applications, sans mériter le titre honorable d'inventeur.

MOYEN INFAILLIBLE
DE
CLARIFIER ET DE PURIFIER L'EAU,

Mis à la portée de toutes les classes de la société.

PAR P. L., Médecin.

Sanum et dulce lymphas exhaurire puras.

Se trouve chez L'auteur, rue Saint-Hyacinthe, n°. 674, à Paris.

Et chez l'Imprimeur, rue des Deux-Portes (St. Sauveur), n°. 4.

AN 11—1803.

DISCOURS sur l'utilité des filtres à clarifier et purifier l'eau, même la plus sale et la plus infecte, suivi du détail des expériences faites à ce sujet à l'école de médecine par le célèbre chimiste DESYEUX, et de la manière de construire ces mêmes filtres avec économie. Ouvrage utile à la plupart des membres de la société; mais absolument nécessaire aux voyageurs; aux militaires et surtout aux marins.

DISCOURS.

QUI peut ignorer les besoins continuels que nous avons de l'Eau ?

L'Eau seule nous désaltère ; l'Eau sert à la coction de la plupart de nos alimens ; c'est par l'eau qu'on entretient la propreté du corps, qui a tant d'influence sur la santé ; l'Eau dans bien des maladies souvent est un remède efficace, et presque toujours elle accompagne ceux qui nous sont administrés.

Sur une plage étrangère, le premier soin du navigateur est de se procurer de l'Eau ; il mesure le tems qu'il peut y séjourner et les distances qu'il peut parcourir à la quantité qu'il en peut obtenir, à la provision qu'il en peut faire.

Enfin une terre est réputée inhabitable, si elle en est dépourvue, ou même si celle qu'on y trouve est de mauvaise qualité.

Il nous serait souvent impossible d'en supporter la privation pendant un jour, et la mort la plus cruelle serait réservée à celui qui en manquerait absolument.

Les plus grands législateurs se sont occupés de cet objet essentiel, duquel dépend la salubrité des villes et la santé des habitans.

Que de sacrifices n'a-t-on pas fait pour se procurer de bonne eau ? Des distances considérables et des travaux immenses n'ont pas été des obstacles.

L'Égypte, la Grèce, Rome et la plupart de nos cités, pour lesquelles les Romains avaient eu quelque prédilection, nous offrent encore des canaux, des acqueducs et des corps de conduite, destinés à verser l'eau sur les places publiques, à la répandre jusque dans l'intérieur des temples, des palais et même des maisons particulières.

La Barbarie a détruit en grande partie ces différentes constructions des peuples arrivés à leur dernier degré de civilisation.

Mais enfin le génie qui a su nous pacifier, qui nous réorganise, qui sait encourager les talens et les arts, et diriger notre industrie vers un but utile; qui sait employer aux grands travaux dont l'exécution nous paraissait chimérique, les bras que la guerre occupait d'une manière si pernicieuse aux progrès des sciences et à l'humanité, acquière chaque jour de nouveaux titres au respect, à l'amour et à la reconnaissance des Français.

Bientôt le parisien étonné va voir arriver dans ses murs les eaux d'une rivière dont à peine il connaissait le nom, et Paris, cette ville superbe que la grande sécheresse de l'an 9 avait presque réduite à la cruelle extrémité d'être privée d'eau, dans peu, doit être arrosée par celles de la rivière d'Ourques, et se trouver par la suite à l'abri d'une semblable détresse.

Le premier Consul porte aussi son attention bienfaisante sur toute la France; et des conseils sages et instruits secondent ses vues en travaillant à ce qui peut améliorer le sort des citoyens.

Des fontaines publiques se réparent, d'autres sont érigées par leurs soins; enfin, partout on recueille les eaux avec la plus grande attention.

Bien des villes ne doivent leur population et leur vastes étendue qu'à leur position par rapport aux eaux qui peuvent les arroser.

Indépendament des moyens de commerce que procurent les fleuves et les rivières, leurs bords sont généralement choisis pour y établir nos villes et nos habitations.

Il faut que, d'ailleurs, un sol éloigné des eaux ou qui n'en offre que de mauvaise, ait présenté à l'homme de grands avantages pour qu'il se soit décidé à y fixer sa demeure.

Souvent la nécessité l'y a contraint; mais plus souvent encore le desir insatiable de s'enrichir l'y a conduit.

Il est des spéculateurs qui enfouissent dans les mines et qui échangent contre les entrailles de la terre des générations entièaes, nées pour l'infortune et le malheur !!!

Que de ravages produisent les eaux de mauvaises qualités, et que de gens cependant sont exposés à en faire usage ? Aussi nous offrent-ils presque toujours les indices des mauvais effets qu'elles produisent sur eux.

Une figure hâve, blafarde, une disposition maladive les signalent et nous annonçent qu'ils ont l'habitude de mauvais alimens ; une fièvre lente semble les consumer peu à peu, et souvent les épidémies les moissonnent dans l'âge des plaisirs et des jouissances ; une vieillesse prématurée attend le petit nombre auquel il arrive d'y résister.

Il n'y a que des citoyens riches qui puissent aisément fuir des lieux mal-sains et se choisir des demeures ; mais combien de cultivateurs et d'ouvriers de toute espèce restent irrévocablement attachés au sol ou le sort les a placés, aux lieux où ils trouvent la plus chétive existence ? Et si la nécessité enfin a vaincu leur répugnance à faire usage des eaux qui leur sont évidemment nuisibles, a-t-elle de même détruit les influences mortelles qu'elles peuvent avoir sur leurs tempéramens ?

Cependant malgré les avantages d'une situation favorable où l'on peut le plus ordinairement se procurer des eaux de bonne qualité, souvent il arrive qu'après les grandes crues, les pluies et les orages les eaux des rivières deviennent bourbeuses, et celles des sources même cessent d'être claires et se troublent.

Dans les chaleurs, la sécheresse nous fait éprouver encore de plus grands inconvéniens; car alors les eaux se corrompent, et deviennent fétides; elles répugnent à la vue, à l'odorat et au goût, et cette répugnance que nous éprouvons est un indice bien certain du mal qu'elles peuvent nous faire.

C'est alors que le riche et même le citoyen aisé ont un grand avantage sur le pauvre.

Des pierres de grès à filtrer et des fontaines domestiques, garnies de sable, clarifient au moins leur eau et lui enlèvent une partie de ses propriétés malfaisantes; tandis que le malheureux indigent se trouve réduit, pour soutenir son existence, à boire une eau qui charie dans son sang le germe des maladies; et le courageux navigateur, le matelot, à combien d'horreur n'est-il pas en proie dans ses voyages de long cours, dans ses grandes traversées? Ce n'est pour ainsi dire qu'en fermant les yeux, qu'en retenant sa respiration qu'il jète, sans la goûter, dans sa gorge brûlante une eau détestable dont la nécessité lui fait un besoin impérieux.

Dans les déserts de l'Afrique et de l'Asie, le voyageur souvent s'est vu réduit à chercher dans l'estomac de ses chameaux ou de ses dromadaires l'eau dont il était dépourvu et qui était nécessaire au soutien de sa vie.

Dans cette circonstance et dans quelques autres, l'homme ne calcule pas avec son goût; ce que précédemment il eut regardé comme un poison, ce à quoi il se fut flatté de preférer la mort, il y recourt avec empressement, il le regarde comme un bienfait du ciel.

Mais dans d'autres cas moins pressans à la vérité et dans lesquels cependant le besoin nous fait aussi la loi et nous contraint à faire usage d'une eau qui nous répugne, que ne donnerait-on pas alors pour échanger une potion nausabonde contre une eau pure, agréable et bienfaisante?

C'est d'après cette dernière considération que je me suis décidé à présenter non-seulement au riche citadin, à l'homme aisé, mais même au plus indigent, les moyens peu dispendieux d'améliorer un des principes qui soutiennent son existence.

Sans doute on ne peut ſaire trop d'attention à l'expérience que je vais décrire, on ne peut trop en entretenir le public.

Il ne suffit pas de quelques paragraphes insérés à ce sujet dans les journaux, il ne suffit pas de cette même expérience ſaite dans les cours publics de la capitale par nos plus célèbres proſesseurs ; il ſaut encore la faire connaître au peuple par un ouvrage qui, étant à sa portée, attire son attention sur cet objet important, le mette à même de l'apprécier et de ſaire sans ſrais tous les essais capables de l'éclairer.

C'est dans ce dessein que je vais donner les détails de l'expérience ſaite sur les filtres à clarifier et à purifier l'eau, à l'École de Médecine dans le cours de frimaire an 11, en présence d'un grand nombre de médecins et de plus de huit cents étudians, par le savant chimiste Desyeux.

On lui présenta un vase contenant de l'eau qu'on avoit prise dans le ruissseau, ainsi qu'un autre vase rempli dans une cuve où des cadavres macéraient depuis plus de trois semaines; on imagine combien ces eaux étaient impures, sales et dégoûtantes, combien il eut été difficile à l'homme le plus maître de lui d'en supporter l'odeur un seul instant.

Eh bien ! ce fût l'affaire de quelques minutes ; on versa ces eaux sur les filtres, et elles en sortirent claires, limpides, sans odeur, sans goût, aussi belles et aussi invitantes que celles qui filtrent des rochers.

Quelle matière rare, extraordinaire, inconnue jusqu'à ce jour, jouit donc de la propriété bienfaisante de clarifier et de purifier l'eau ?

Le charbon seul, vous répondront les élèves les moins instruits.

Le filtre dont a fait usage le citoyen Desyeux n'était autre chose qu'un grand entonoir de fer blanc contenant vers son extrémité inférieure quelques morceaux de verre destinés seulement à supporter ainsi qu'à empêcher de passer par l'ouverture de l'entonoir, où de l'engorger, des petits morceaux de charbon qui le remplissaient jusqu'au deux tiers.

Le charbon était cassé en morçeaux d'environ deux lignes, ou cinq millimètres cubes ; on peut encore le broyer d'avantage pourvu qu'il ne soit pas réduit en poussière, ce qu'on évitera facilement en prenant la précaution de le passer par un tamis.

L'autre tiers de l'entonoir était destiné à recevoir l'eau.

On juge combien cet appareil est simple et peu dispendieux.

Un entonoir contenant quelques morçeaux de verre, du charbon jusqu'aux deux tiers de sa hauteur et dans le reste de sa capacité, l'eau qu'on se propose de filtrer. Chacun est à même de répéter de suite une expérience aussi simple.

Les personnes qui répugneraient avec raison à faire usage du verre, parce que quelques petites lames, quelques parties tenues envent en être détachées et entrainées dans le vase destiné à recevoir l'eau filtrée, ce qui présenterait de grands inconvéniens, peuvent y suppléer par de petits cailloux ronds, polis et bien lavés, tels que ceux que cherient les rivières; on aurait soin de placer au-dessous les plus gros, et de remplir leurs intervalles avec du sable, ensuite on établirait une couche de charbon de dix pouces ou de deux cent soixante-dix millimètres d'épaisseur.

On pourrait mettre dessus un couvercle en bois, en terre cuite, en verre ou en métal, en observant de le faire faire un peu converce en-dessus, s'il est d'une matière fragile.

On percerait ce couvercle de quelques trous suffisans pour donner passage à l'eau dont on le chargerait; on en scélerait bien les bords contre le vase, et l'on fixerait des éponges sur les trous.

Par ce moyen on obtiendrait un filtre qui dureroit fort long-tems, et je ne le propose que pour éviter de remplacer de tems en tems le charbon qui perderait insensiblement sa vertu.

Au lieu d'éponges, on pourrait même se servir de quelque gros tissu en laine ou de feutre qui seraient suffisans pour retenir les corps étrangers les plus grossiers contenus dans l'eau.

Cependant sans cette précaution le charbon peut servir long-tems; les personnes qui en feront usage seront à même de s'en convaincre et de juger pareillement des époques auxquelles il faudra le renouveler.

Quand on se servira de quelque tissu que ce soit, ou d'éponges, on les lavera de tems en tems pour les dégager des saletés qui s'y seraient arrêtées, et nuiraient à ce que l'eau pût s'écouler et se filtrer promptement.

On conçoit aisément que les filtres peuvent être pratiqués dans toutes sortes de vases; que le soldat, le matelot, le voyageur, que le plus simple habitant de la campagne peuvent le construire sur-le-champ.

Percer régulièrement ou par le choc et à sa partie inférieure un vase élevé, y déposer quelques cailloux, du sable et ensuite du charbon, et l'on obtient un appareil à filtrer tout aussi bon que s'il avait coûté plus de soins et de dépenses.

Si l'on voulait établir des filtres dans les jarres ou fontaines domestiques en usage dans la plupart des maisons de Paris, on ferait placer dans la région inférieure de la fontaine et à une distance de son fond proportionnelle à sa hauteur, un diaphragme percé de trous sur lequel on déposerait environ un pouce ou vingt-sept millimètres de sable plus ou moins, puis une couche de charbon épaisse de dix pouces ou de deux cent soixante-dix millimètres.

Pour la plus grande durée du filtre, il conviendrait qu'on plaçât un autre diaphragme (également percé de trous) sur le charbon et qu'on recrouvrît le même diaphragme d'une couche plus ou moins épaisse de beau sable sur lequel on mettrait un couvercle ou troisième diaphragme bien luté tout au tour avec un bon mastic ou au ciment, et c'est sur ce troisième diaphragme que l'on placerait un tissu quelconque ou des éponges qu'on pourrait serrer ou comprimer par quelque moyen afin de dépurer d'autant plus l'eau avant son passage par le filtre.

On juge que, de cette manière, l'appareil ne pourrait point être dérangé et qu'il serait toujours traversé par l'eau dans toute son épaisseur, ce qui est absolument nécessaire pour obtenir un bon résultat.

On pourrait aussi fabriquer des filtres légers et portatifs en observant de les faire en bois, ou bien en métal et d'une forme commode pour le voyage.

Je laisse aux ouvriers le soin d'imaginer celle qui pourra le mieux convenir.

Cependant je vais faire part d'un procédé que je trouve infiniment plus simple et non moins certain, car j'en ai fait l'épreuve.

Il consiste à mettre du charbon en poudre dans l'eau qu'on se propose de purifier; l'on secoue, l'on agite fortement le vase qui le contient et qui, à cet effet, n'est pas entièrement rempli; ensuite de quoi l'on verse l'eau dans une chausse ou sur un morceau d'étoffe de laine ou de coton et d'un tissu fort rapproché dont la partie intérieure sur-tout est bien tirée à poil, ce moyen est infaillible pour purifier les eaux que la vétusté, la privation d'air ou la stagnation pourraient avoir corrompues; il est également bon pour toute autre eau et remplit absolument le même but que le filtre dont je parle précédemment.

Il faut observer seulement que, si l'eau n'était pas encore pure quand elle a traversé une fois la chausse, il serait nécessaire, sans rien déranger, sans laver la même chausse, d'y verser de nouveau une, deux et trois fois, plus ou moins, l'eau qu'on desire purifier; cela dépendra de son dégré de malpropreté.

Voici maintenant un appareil bien simplifié et d'une commodité telle que le voyageur à pied pourrait le porter dans sa poche sans s'en appercevoir.

Une chausse et une boëte légère contenant du charbon bien pulvérisé; tout cela est fort peu embarassant.

Dans la plupart des circonstances on peut même se passer de porter du charbon, vu qu'on a presque par-tout la possibilité de s'en procurer.

Je ne puis me refuser à dire encore un mot des propriétés du charbon; elles sont d'ailleurs tellement étendues que si je voulais détailler tous les cas dans lesquels on peut l'employer avec succès, je m'éloignerais infiniment du but que je me suis proposé d'être succint. Sans doute il sera très-facile au lecteur, d'après la théorie générale, de faire lui-même toutes les applications convenables.

J'étais, il y a quelques jours, chez un de mes amis qui sait que, par goût et par état, je me livre à l'étude de la chimie.

Il me dit que, depuis long-tems, il était fort indisposé des exhalaisons putrides qui s'élevaient continuellement d'un conduit qui passe sous ses fenêtres et dans lequel on jette toutes sortes d'immondices.

Sur la demande qu'il me fit d'un moyen préservatif, je lui conseillai de faire piler du charbon et d'en faire jeter quelquefois dans le conduit qui réellement infectait sa maison.

Ce moyen lui a parfaitement réussi.

En effet, le charbon a joué dans cette circonstance le même rôle que dans les filtres: il s'est emparé de toutes les parties grasses, muqueuses, alkalines, ou des gaz azot et hydrogène et les a absorbés.

Voici, je pense, des détails suffisans pour instruire toutes les personnes qui sont exposées à faire usage de mauvaise eau, qui en sentent les conséquences et qui voudront employer ce moyen qui, je le répète, est aussi salutaire, aussi essentiel qu'il est simple et peu dispendieux.

FIN.

A PARIS, de l'imprimerie de Mad. BOUGLÉ, rue des Deux-Portes (Saint-Sauveur), n°. 4.

www.ingramcontent.com/pod-product-compliance
Ingram Content Group UK Ltd.
Pitfield, Milton Keynes, MK11 3LW, UK
UKHW012308240726
13966UKWH00004B/1719

9 782011 907400